PUBLICATIONS DU *PROGRÈS MÉDICAL*

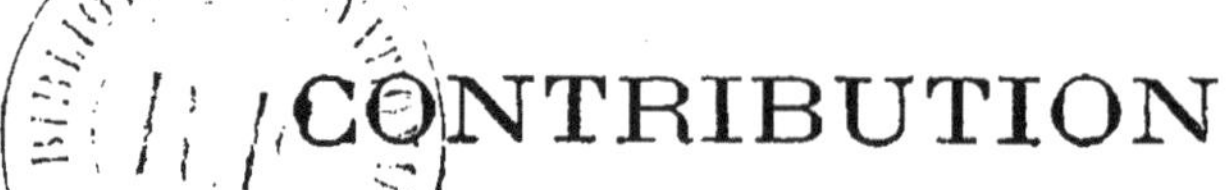

# CONTRIBUTION

A L'ÉTUDE DES

# RÉFLEXES TENDINEUX

NOTE SUR L'ÉTAT DE LA RÉFLECTIVITÉ SPINALE
DANS LA FIÈVRE TYPHOIDE

PAR

Le Dr Gilbert BALLET

ANCIEN INTERNE DES HÔPITAUX
CHEF DE CLINIQUE DES MALADIES DU SYSTÈME NERVEUX
A LA FACULTÉ DE MÉDECINE

PARIS

AUX BUREAUX DU
PROGRÈS MÉDICAL
6, rue des Écoles, 6.

A. DELAHAYE & E. LECROSNIER
ÉDITEURS
Place de l'École de Médecine.

1882

# CONTRIBUTION

A L'ÉTUDE

# DES RÉFLEXES TENDINEUX

## DANS LA FIÈVRE TYPHOIDE

---

Depuis l'époque où MM. Charcot et Vulpian appelèrent, pour la première fois, l'attention sur le phénomène de la *trépidation* provoquée, de nombreux travaux, dont la plupart sont récents, ont mis en relief l'intérêt physiologique et l'importance clinique qui s'attache à l'étude des *réflexes tendineux*. Le mémoire de M. Tschiriew (1), les leçons de M. Charcot (2), la thèse de M. Brissaud (3), celle de M. Petit-Clerc (4) ont plus particulièrement attiré en France l'attention sur le sujet et mis en valeur les observations isolées, et, pour quelques-unes déjà anciennes, recueillies par MM. Charcot, Vulpian, Ordenstein, ; Joffroy, Bouchard, etc. en France par Erb, Westphal et beaucoup d'autres, en Allemagne.

Les progrès réalisés, comme aussi les points contesta-

---

(1) Tschiriew. — *Etudes sur la physiologie des nerfs des muscles striés*, in *Arch. de phys.*, 1879.

(2) Charcot. — *Leçons professées à la Faculté de médecine et à la Salpêtrière*, 1879.

(3) Brissaud. — *Recherches sur la contracture permanente des hémiplégiques*. Thèse de Paris, 1880.

(4) Petit-Clerc — *Des réflexes tendineux* Thèse de Paris, 1880.

bles et discutés de la question ont été très complètement exposés dans différentes revues récentes (1).

Dans les recherches poursuivies jusqu'à ce jour, on s'est plus particulièrement attaché, et c'était bien le côté de la question qui devait attirer l'attention tout d'abord, à déterminer l'état de la réflectivité spinale dans les affections médullaires à substratum anatomique défini, scléroses primitivement spinales ou consécutives à des lésions du cerveau, lésions de la substance grise, etc. Il n'est pas nécessaire de rappeler quelle lumière a jetée cette étude attentive et méthodique des réflexes tendineux sur la physiologie pathologique et les caractères cliniques objectifs des affections du système nerveux central.

Ce n'est pas à dire qu'il ne reste encore beaucoup à glaner dans cet intéressant et vaste champ d'étude. Et si les grands traits, les linéaments principaux de la question sont bien et définitivement tracés, il reste certes plus d'un coin à explorer.

C'est ainsi, par exemple, que l'étude des réflexes dans la *paralysis agitans*, l'*éclampsie*, l'*épilepsie*, la *chorée*, etc., nécessitent des recherches plus complètes que celles qui ont été, jusqu'à ce jour, à peine ébauchées.

Nous nous proposons, pour notre part, d'étudier sous peu, la réflectivité spinale chez les *épileptiques*, dans les différentes situations pathologiques où ces maladies se présentent en clinique.

Aujourd'hui, nous avons l'intention d'apporter le résultat de nos observations personnelles sur l'état des réflexes tendineux chez les individus atteints de fièvre typhoïde.

La question, bien que secondaire, a cependant son im-

---

(1) Dreyfus-Brissac. — *Gaz. hebd.*, 1881 ; et G. Ollive. *Revue mensuelle de médecine*, août, 1881.

portance. Les auteurs l'ont compris (Strümpell, Straus, etc.); les réflexes et particulièrement les réflexes tendineux traduisent, dans une certaine mesure, le mode de réaction de la moelle, et, attentivement étudiés, ils pourraient sans doute fournir de précieux renseignements au clinicien pour prévoir et peut-être prévenir les lésions spinales qu'on observe quelquefois dans le cours de la dothiénentérie, et qui ont été attentivement étudiées dans ces derniers temps (1).

D'ailleurs, les faits relatés par les auteurs, jusqu'à ce jour, dans cet ordre d'idées, diffèrent foncièrement les uns des autres. C'est ainsi que M. Strümpell (2) déclare avoir constaté l'exagération des réflexes tendineux chez les typhiques convalescents; d'après les observations de M. Petit-Clerc (3), au contraire, les réflexes seraient plutôt diminués dans la dothiénentérie. « Nous avons recherché, dit ce dernier, les réflexes tendineux dans le cours de la fièvre typhoïde ; dans bien des cas, nous avons trouvé l'existence normale du phénomène du genou, mais, souvent, il était plutôt *diminué* qu'augmenté. Dans quelques cas rares, il est vrai, nous avons constaté son abolition *complète*, coïncidant avec une énorme exagération de l'irritabilité mécanique et directe du muscle. »

Il est vraisemblable que les faits rapportés par les précédents auteurs sont exacts les uns et les autres, mais qu'ils se sont trouvés placés dans des conditions d'observations différentes.

Et, en effet, rien ne dit que, dans le cours de la fièvre typhoïde, l'état de la réflectivité spinale soit toujours modifié de la même manière, toujours exagéré ou toujours diminué. Les choses pourraient varier suivant qu'on a

---

(1) Landouzy. — *Des paralysies dans les maladies aiguës.* Thèse d'agrégation. Paris, 1880.
(2) Strümpell. — *D. Arch. f. ks. med.*, t. XXIV, p. 176.
(3) Petit-clerc. — *Loc. cit.*, pages 87 et suiv.

affaire, par exemple, à une forme adynamique ou à une forme ataxique, suivant qu'on examine les réflexes au début, pendant le cours ou durant la convalescence de la dothiénentérie.

Aussi, ne sera-t-il possible de formuler des lois générales que lorsqu'on aura recueilli un grand nombre de faits, en précisant les conditions dans lesquelles les malades auront été observés.

Pour notre part, sans prétendre à une généralisation qui serait certainement hâtive, nous voulons nous borner à apporter le résultat des observations que nous avons personnellement recueillies sur le sujet.

Mais, nous devons le dire, dès l'abord, les conclusions qui ressortent des faits qui se sont présentés à nous, se rapprochent de celles de Strümpell et diffèrent absolument, au contraire, de celles de M. Petit-Clerc.

En effet, sur un total de 17 cas de fièvre typhoïde que nous avons examinés au point de vue de l'état des réflexes tendineux, nous avons fréquemment, on verra plus bas dans quelle proportion, trouvé la réflectivité exagérée, jamais manifestement diminuée.

Notre attention a été attirée sur le sujet par suite des faits que nous a révélés l'étude attentive de deux typhiques observées par nous à la Salpêtrière, dans le service de M. Charcot. Ayant, chez ces deux malades, constaté une exagération très prononcée de la réflectivité spinale, nous avons examiné, au même point de vue, les divers malades de l'hôpital Lariboisière atteints de fièvre typhoïde. Cette dernière partie de nos recherches nous a été facilitée par la bienveillance des chefs de service, et l'obligeance de nos collègues.

Observation I. — Schmidt Marie, 24 ans, lingère, entrée le 26 janvier 1880 à la Salpêtrière, service de M. Charcot, salle Saint-Jacques, n° 5. Lors de son arrivée, la malade est au septième jour d'une fièvre typhoïde. Température élevée, diarrhée, râles pulmonaires; pas de taches lenticulaires rosées. Celles-ci n'apparaissent que deux jours après. La fièvre typhoïde suit son cours normal. Grande agitation et délire ataxique la nuit.

Le 6 *février*, en examinant la malade, nous sommes frappé de l'existence d'un tremblement particulier du menton, d'une sorte d'épilepsie spinale qui se produit quand on cherche à ouvrir la bouche, c'est-à-dire à abaisser le maxillaire inférieur et à tendre le masséter. La constatation de ce fait nous porte à examiner l'état des réflexes tendineux. Nous observons alors ce qui suit.

*Réflexes tendineux.*— 1° Masséter : quand on abaisse légèrement le menton, il se produit dans les muscles élévateurs de la mâchoire un tremblement à petites oscillations, qui persiste tant que le menton est abaissé ; il y a là un phénomène tout à fait analogue au clonus du pied, à cela près que les muscles tendus par le mouvement d'abaissement de la mâchoire sont les masséters, au lieu d'être les jumeaux. 2° Coude : réflexes très marqués. 3° Poignet : réflexes à peines sensibles. 4° Genou : réflexe très prononcé avec double ressaut. 5° Pied : épilepsie spinale très nette. Les réflexes cutanés sont peut-être un peu exagérés, mais incomparablement moins que les tendineux. Les choses se maintiennent en l'état jusqu'au 25 février, jour où la malade succombe aux progrès croissants de l'adynamie, après avoir présenté, dans les derniers jours de l'affection, des abcès étendus du dos, des cuisses, du sacrum.

Autopsie, faite le 26 février. — Nous trouvons toutes les lésions classiques de la fièvre typhoïde; des ulcérations nombreuses de l'intestin grêle, le foie et la rate volumineux et ramollis, le cœur mou et pâle, les reins atteints de néphrite parenchymateuse. — La moelle, examinée à l'œil nu et par dissociation, ne nous offre rien de spécial.

Le cas dont il s'agit est remarquable par l'exagération considérable de la réflectivité spinale, survenue dès les premiers jours de la maladie et persistant, avec quelque atténuation il est vrai, jusqu'à la mort. Les tracés graphiques multiples que nous avons recueillis aux différentes périodes de la maladie mettent bien en relief le fait.

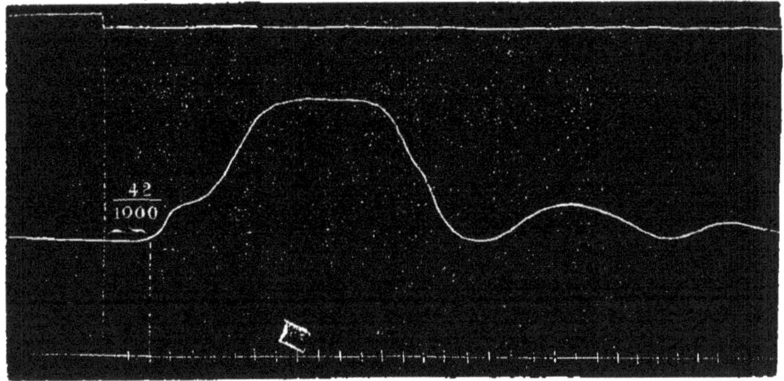


*Fig.* 1. Tracé I.

Sur le tracé I (*fig.* 1), qui représente le réflexe du genou, on retrouve en effet tous les caractères constitutifs de l'hyperexcitabilité spinale. *a*) Le temps perdu entre le moment de la percussion du tendon et la réaction musculaire est ici de 42 millièmes de seconde seulement, au lieu d'être, comme à l'état normal, de 50 millièmes et au-dessus. *b*) La courbe de la contraction du muscle se fait remarquer par son amplitude, par la multiplicité de ses ondulations, par sa longueur enfin qui dénote une durée de la contraction de plus de 2/3 de seconde, alors, qu'à l'état normal, cette durée n'excède pas 1/2 ou même 1/3 de seconde (Brissaud).

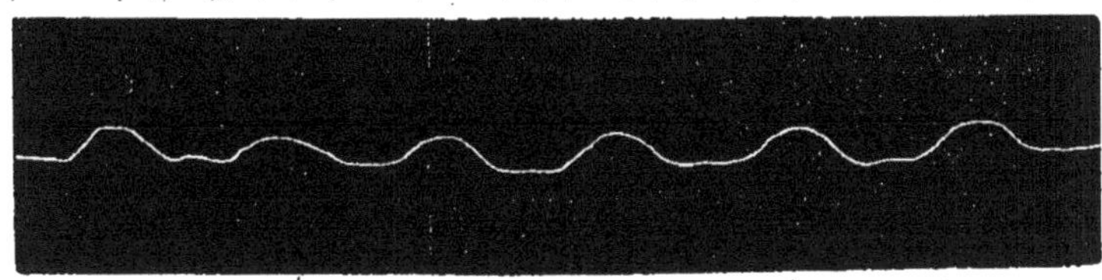

*Fig.* 2. Tracé II.

Le tracé II (*fig.* 2) a été obtenu en appliquant le

tambour du myographe sur le triceps sural, pendant la manœuvre destinée à provoquer l'épilepsie spinale. Les ondulations traduisent les multiples contractions du triceps consécutives à la tension passive du tendon d'Achille.

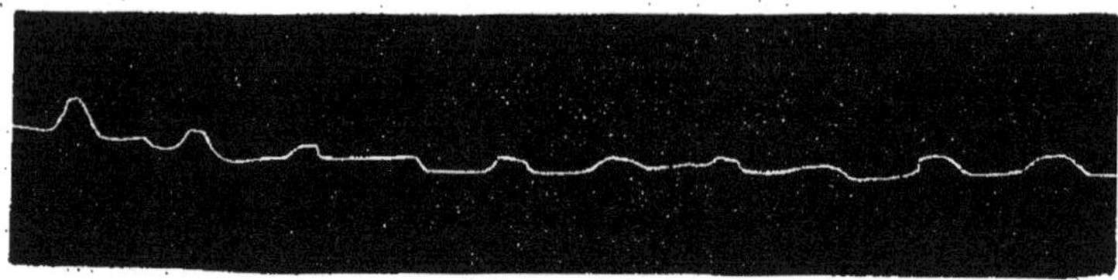

*Fig.* 3. Tracé III.

Nous avons, en outre, représenté (tracé III, *fig.* 3) les contractions des muscles de la région externe de la jambe provoquées par le raccourcissement actif du triceps, et, corrélatives, si l'on peut dire, des contractions de ce dernier muscle.

Enfin, nous avons tenu à enregistrer les singulières contractions rhytmiques du masséter, et, malgré la difficulté qu'on rencontre lorsqu'on veut appliquer directement un tambour sur ce muscle, nous avons recueilli le tracé IV (*fig.* 4), qui donne une idée du phénomène observé. — Le réflexe tendineux massétérin, sorte de

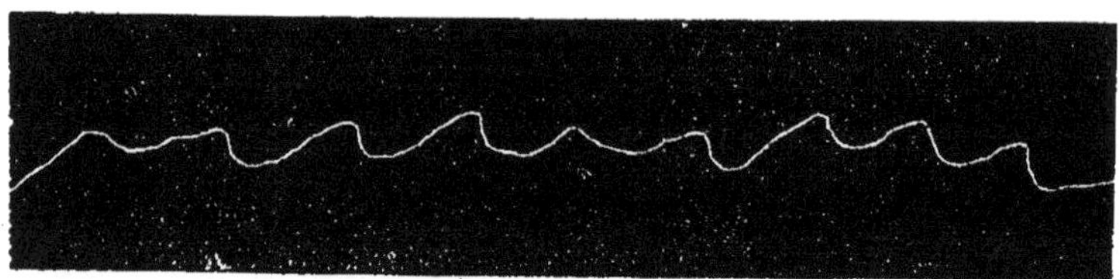

*Fig.* 4. Tracé IV.

*trépidation* massétérine, si l'on peut dire, ne doit pas être un phénomène très rare ; cette trépidation, en effet, doit s'observer dans la plupart des cas de trismus, alors qu'il existe une contracture du masséter. Ce serait un fait à rechercher. Quoi qu'il en soit, nous n'hésitons pas à rapprocher cette trépidation de celle du pied et à la rattacher, comme cette dernière, au phénomène du réflexe tendineux. En effet, chez notre malade, il existait un certain degré de contraction des mâchoires (contracture du masséter), et on sait que c'est dans des conditions analogues qu'on observe le clonus du pied (dans les contractures des muscles de la jambe). D'autre part, c'est en abaissant la mâchoire, c'est-à-dire en exerçant une sorte de traction sur les tendons des muscles élévateurs, analogue à celle qu'on produit sur le tendon d'Achille, que nous voyions la trémulation se produire; et cette trémulation, d'ailleurs, rappelait absolument par son caractère rhytmé, accusé par le tracé IV, celle qu'on provoque au niveau des muscles extenseurs du pied sur la jambe, en relevant les orteils, dans les cas de contracture.

Le fait suivant n'est plus relatif, comme le précédent, à une fièvre typhoïde en cours d'évolution; il s'agit d'une malade qui a été observée (au point de vue du réflexe tendineux) seulement pendant la convalescence. Nous n'en avons pas moins constaté là encore une manifeste exagération de la réflectivité de la moelle.

Observation II. — J..., 22 ans, entre au mois de janvier 1880, à la Salpêtrière, service de M. Charcot, salle Saint-Jacques, n° 14. Atteinte d'une fièvre typhoïde assez bénigne. Les tracés suivants (tracés 5 et 6) ont été recueillis au moment où la fièvre venait de tomber. Le tracé V, *fig.* 5, représente le réflexe du genou, le tracé VI, *fig.* 6, le clonus du pied.

La malade n'a passé à l'hospice qu'une partie de sa convalescence, et nous n'avons pu la suivre que durant une dizaine de jours, après la chute de la fièvre. Lorsqu'elle a quitté le service, le phénomène du pied existait toujours, mais moins prononcé, le réflexe du genou était encore exagéré.

Les deux faits précédents, à eux seuls, suffiraient à démontrer que, comme nous le laissions pressentir dès le début, et contrairement à l'opinion émise par M. Petit-

Clerc, les réflexes tendineux peuvent être très exagérés

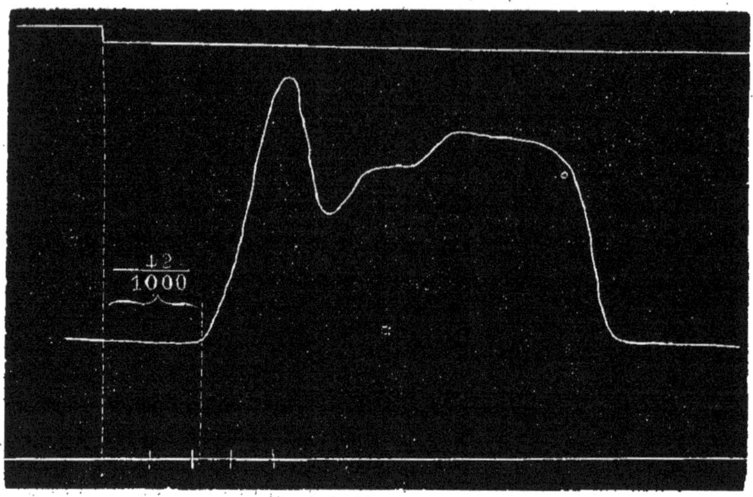


*Fig.* 5. Tracé V (1).

pendant le cours de la fièvre typhoïde, et que cette exagération peut se prolonger après la guérison durant la période de la convalescence.

Les observations suivantes, que nous avons recueillies

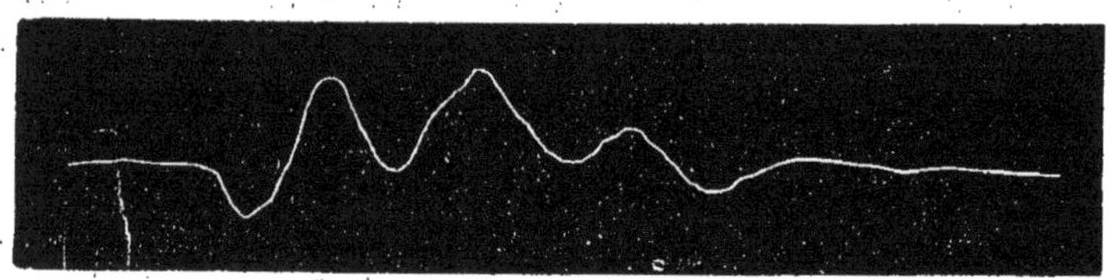

*Fig.* 6. Tracé VI.

chez des typhiques de l'hôpital Lariboisière, viennent à l'appui de la proposition précédente.

---

(1) Le tracé V a été recueilli, comme tous les autres, à l'aide du cylindre tournant horizontal. On remarquera que le mouvement était plus lent que lors du tracé 1. C'est ce qui explique la différence dans la longueur des lignes qui marquent le temps perdu, bien que ce temps perdu soit le même dans les deux cas.

Nous avons attentivement exploré les réflexes tendineux dans quinze cas.

Observation III. — Salle Saint-Jérôme, 13 *bis*, service de M. Jaccoud. Bidault Jean, 34 ans; malade depuis deux mois et huit jours. Convalescence remontant à 15 jours déjà. Aujourd'hui, état général assez bon.

*Réflexes tendineux*: Coude: marqué. Poignet: appréciable. Genou: très exagéré. Pied: plusieurs ressauts lorsqu'on fléchit passivement le pied.

Observation IV. — Miège Marie, 22 ans, salle Sainte-Mathilde, n° 27, service de M. Bouchard. Fièvre typhoïde au 29e jour. La température la plus élevée de la malade a été 40°,4, ne s'est maintenue à ce chiffre qu'un seul jour. Depuis 5 ou 6 jours, la température oscille entre 37°,5 et 38°.

Les réflexes tendineux au niveau du coude et des genoux sont manifestement exagérés.

Pied: 4 ou 5 ressauts.

Observation V. — Comba Eugénie, 20 ans, employée. Salle Sainte-Elisabeth, n° 31; service de M. Constantin Paul Fièvre typhoïde datant de 32 jours, chute de la fièvre au 26e jour. Pendant 4 ou 5 jours, il y a eu une agitation assez vive qui a nécessité l'emploi des bains froids. Température la plus élevée, 40°,2. Forme plutôt adynamique qu'ataxique.

Réflexes du coude et du genou très marqués. Pied: 3 ou 4 trépidations.

Observation VI. — Wallemaq Madeleine, 24 ans, couturière. Service de M. Fernet. Fièvre typhoïde en voie d'évolution: 28e jour. Température matinale, 38°,2. Forme ataxique; assez grande agitation la nuit. Le jour, parfois délire avec agitation.

Réflexes du coude et du genou très exagérés. Pied: trépidation prolongée: 20 ou 30 contractions réflexes.

Observation VII. — Avenant Louis, 24 ans, domestique. Service de M. Jaccoud (Lariboisière). Fièvre typhoïde au 25e jour. Convalescence depuis 5 jours. Forme adynamique,

Réflexe du coude marqué, mais non manifestement exagéré. Réflexe du genou très prononcé des deux côtés. Pied : épilepsie spinale très nette et prolongée des deux côtés (de 10 à 15 contractions réflexes).

D'après les détails dans lesquels nous venons d'entrer, on a pu voir que, dans les cas qui précèdent, il existait une exagération non douteuse des réflexes tendineux. Cette exagération n'est pas plus niable dans les cinq derniers de ces faits, où les réflexes ont été explorés sommairement, que dans les deux premiers, où nous les avons soigneusement enregistrés.

Les observations suivantes sont relatives à des cas dans lesquels les réflexes se sont montrés plutôt exagérés que diminués, sans que l'exagération ait été très nette.

Observation VIII. — Rince (Joséphine), 17 ans, service de M. Jaccoud, Sainte-Claire, n° 26, 1880. Fièvre typhoïde au 30e jour. Actuellement, eschares. Plus de fièvre.

Les réflexes sont nets partout, coude, genou et jambe. Ils ne paraissent pas exagérés. En soulevant le pied, cependant, on provoque un double ressaut.

Observation IX. — Eugénie Billod, 23 ans, service de M. Fernet, 1880. Fièvre typhoïde bénigne. Convalescence. La maladie a débuté il y a environ 20 jours.

Réflexes du genou et du coude nets. Double ressaut du pied.

Observation X. — Col... (Joseph), journalier, 24 ans. Service de M. Jaccoud, salle Saint-Jérôme, 3. Fièvre typhoïde au 27e jour. Chute de la fièvre il y a 3 jours.

Réflexe du coude à peine marqué ; du genou assez prononcé. Au pied, 2 ressauts.

Observation XI. — Lebourgeois (Eugène), 25 ans, emballeur. Entré le 21 janvier 1880, salle Saint-Jérôme, n° 27, service de M. Jaccoud, pour une fièvre typhoïde remontant à 8 jours. La fièvre typhoïde évolue normalement, et la température redevient normale le 4 février. Le 6, rechute, élévation de la température vers 40° le soir, avec grande rémission matinale. Aujourd'hui, 18 février, la température est redescendue à la normale.

Les réflexes du coude, du poignet, du genou sont appréciables, mais peu marqués. Le soulèvement de la plante du pied provoque 2 ou 3 trépidations.

Observation XII. — Martin (Marie), 16 ans, salle Sainte-Mathilde, n° 31, service de M. Bouchard. Fièvre typhoïde au 11e jour. Température oscillant entre 39°,5 et 40°. Abattement assez profond; néanmoins, intelligence en grande partie conservée; réponses assez faciles malgré un certain degré de surdité.

Réflexes du coude et du genou marqués, mais non manifestement exagérés. Pieds : 2 ou 3 ressauts.

Observation XIII. — Magnier (Edmond), 16 ans, journalier, entré le 26 janvier, salle Saint-Augustin *bis*, service de M. Siredey. Malade depuis un peu plus d'un mois, forme ataxique. Convalescence. Intellect revenu. Mange beaucoup.

Réflexes du coude et du genou nets. Pied : 3 ressauts.

Observation XIV. — Honoré (Louis), 19 ans, entré le 26 janvier, salle Saint-Augustin *bis*, n° 27, service de M. Siredey. Malade depuis 27 jours. Forme adynamique. Convalescence, mange depuis 3 jours.

Réflexes du coude et du genou nets. Pied : 3 ressauts.

Enfin, les trois cas qui suivent sont relatifs à des malades chez lesquels nous avons trouvé les réflexes tendineux tout-à-fait normaux, sans apparence d'exagération ou de diminution.

Observation XV. — Bideau (Michel), 45 ans, journalier, salle Saint-Jérôme, n° 16, service de M. Jaccoud. Malade depuis 30 jours. Convalescence depuis 10 jours.

Pas d'exagération des réflexes. Pas de trépidation.

Observation XVI. — Lavigne (Juliette), salle Sainte-Mathilde, n° 14, service de M. BOUCHARD. Fièvre typhoïde au 19° jour. Convalescence. Température 37°,6. Forme bénigne. Réflexes normaux.

OBSERVATION XVII.— L..., service de M. FERNET. Fièvre typhoïde bénigne. Durée, 3 semaines. En convalescence depuis 15 jours.
Réflexes tendineux normaux.

La lecture attentive de tous ces faits montre que, sur les dix-sept cas de fièvre typhoïde que nous avons examinés au point de vue de l'état des réflexes tendineux, dans sept cas nous avons trouvé une exagération prononcée de tous les réflexes, dans sept autres plutôt une exagération qu'une diminution, exagération portant à peu près exclusivement sur le réflexe du pied. Enfin, dans les trois derniers cas, les réflexes étaient normaux.

Si nous laissons de côté les dix derniers faits, pour n'envisager que les sept premiers dans lesquels l'exagération de la réflectivité était très prononcée, le dépouillement de ces cas nous montre qu'au point de vue du sexe, de la forme de la maladie, de la période de l'affection à laquelle les malades ont été observés, nous nous sommes trouvés placé dans les conditions les plus différentes. Nous avons eu affaire soit à des formes ataxiques soit à des formes adynamiques, à des hommes dans deux cas, cinq fois à des femmes. Enfin, l'exploration des réflexes, qui nous en a révélé l'exagération, a été faite dans deux cas pendant le cours même de la maladie, dans les cinq autres durant la convalescence, à une période plus ou moins rapprochée de la chute de la fièvre.

Si donc nous voulions conclure des faits trop peu nombreux que nous venons de relater, nous serions autorisé à avancer que, dans la majorité des cas, la dothiénenthérie détermine une exagération de la réflectivité de la moelle. . . . . . . .

Nous sommes du moins autorisé à déclarer que l'opinion de Strümmpel, rapportée plus haut, se rapproche plus de la vérité que celle émise par M. Petit-Clerc. Si la diminution ou l'abolition des réflexes est possible, ce n'est certainement pas là la règle, qu'il s'agisse du cours ou de la convalescence de la maladie. L'exagération semble au contraire être habituelle, du moins est-elle positive dans un certain nombre de cas.

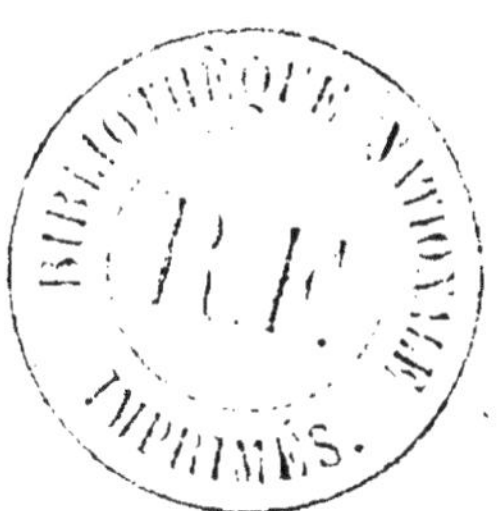

PARIS IMP. V. GOUPY ET JOURDAN, RUE DE RENNES. 71.

www.ingramcontent.com/pod-product-compliance
Ingram Content Group UK Ltd.
Pitfield, Milton Keynes, MK11 3LW, UK
UKHW021041200726
13857UKWH00005B/1851